Résilience

Exercices simples et efficaces pour lutter contre les problèmes de stress et les aléas de la vie

***par* Lorenzo Di Russo**

ISBN: 9798644728084

Sommaire

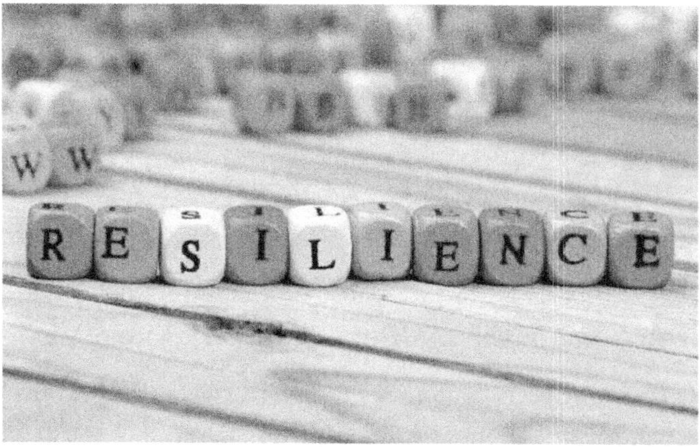

Préface

Merci pour l'intérêt que vous portez à mon livre. Dans cette préface, je vous livre quelques mots à mon sujet.

Je m'appelle Ilona Heller. Je m'intéresse au sujet de la "résilience" depuis longtemps déjà. Depuis 2009, je donne des cours dans toute l'Allemagne et je commence à présent à écrire des livres. J'accompagne mes lecteurs dans leur voyage vers la résilience.

Ma passion est d'accompagner les entreprises, les équipes et les managers dans les processus de développement et de changement. J'accompagne mes clients pour qu'ils gèrent au mieux les changements rapides intervenants dans leur environnement professionnel. Je les aide à affronter ces changements d'une manière résiliente, flexible et orientée vers la recherche de solutions. Mon but est de révéler les forces et les potentiels cachés dans chaque personnalité. Suite à ces mots d'introduction, je vous laisse à la lecture de ce livre et espère qu'il vous inspirera et que vous trouverez le bonheur en expérimentant mes conseils.

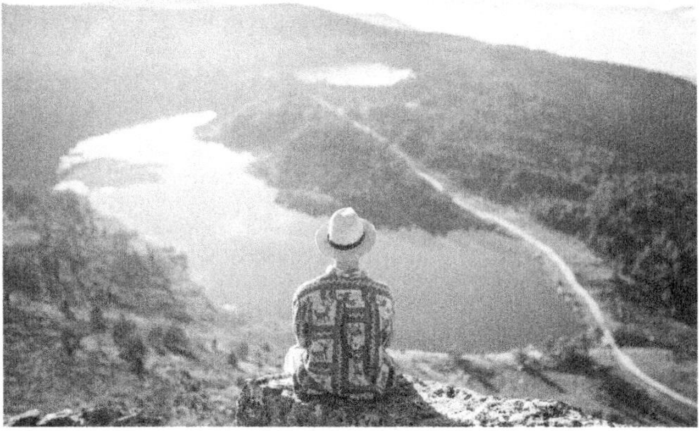

Que trouverez-vous dans ce livre?

Comment stress et résilience sont-ils liés? Dans quelle mesure la résilience a-t-elle une incidence sur nos vies? La résilience a un lien direct avec la psyché humaine. Et bien que nous ne notions pas forcément sa présence, elle fait partie de chacun de nous. Relever seul les défis que la vie nous apporte est un long processus d'apprentissage, et la gestion des crises ou des accidents est souvent difficile.

En psychologie, le terme "résilience" indique la capacité qu'ont les gens à se relever, même dans les situations les plus difficiles. Beaucoup sont incapables d'emprunter seul ce chemin. Les personnes qui parviennent à se relever après des coups durs ont un certain nombre de compétences essentielles que pratiquement tout le monde peut développer. En psychologie, la résilience est une compétence qui permet non seulement de recharger ses batteries en bonnes énergies, mais aussi de supporter toutes les adversités de la vie, par exemple, la perte d'un être cher. Grandir grâce à la résilience est possible, même lorsque l'évènement à surmonter est extrêmement grave, par exemple, lorsqu'il s'agit de la mort de sa mère.

La résilience peut également vous aider à faire face à des évènements plus courants de la vie, tels qu'un licenciement inattendu, un excès de stress ou la séparation de ses parents, ou encore une rupture amoureuse. La résilience peut littéralement être considérée comme le système immunitaire de notre âme. Tout comme notre système immunitaire combat les virus, les bactéries et les toxines, la résilience combat de la même manière les maux de l'âme. Les virus, les toxines et les bactéries sont au corps ce que les crises, l'adversité et le stress mental sont à notre âme.

Dans le même temps, le stress psychologique joue un rôle fondamental dans la mesure où il est considéré comme le facteur déclencheur numéro un de la dépression, de l'épuisement et des troubles anxieux. Dans ce livre, nous examinerons dans un premier temps plus en détail la signification du terme "résilience". Puis dans un second temps, nous vous expliquerons comment gérer divers problèmes relatifs à la résilience et au stress mental. Ces explications seront suivies de quelques astuces et conseils pratiques qui faciliteront la mise en pratique.

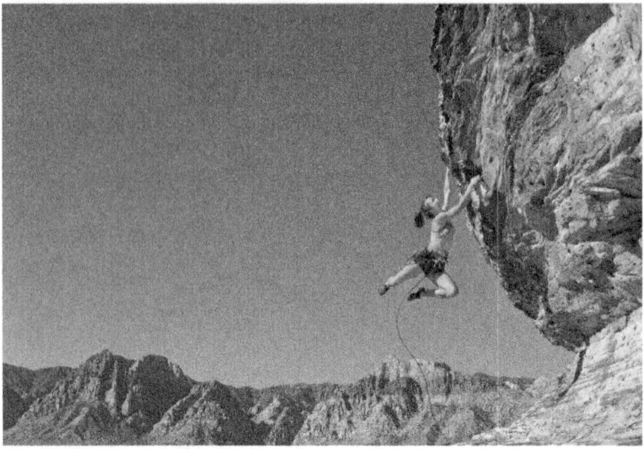

La résilience – Qu'est-ce que c'est?

Le terme résilience lui-même fait référence à la résilience mentale. Faire preuve de résilience signifie trouver la force de résister à divers problèmes et aléas de la vie, qui aggravent souvent votre sensibilité. On pourrait presque décrire la résilience comme la capacité de résister aux adversités de la vie, aux crises plus ou moins fortes, en faisant en sorte de ne pas nuire à sa psyché et à son âme, en les protégeant. Cette terminologie assimile la résilience à une sorte de système immunitaire de l'âme. Elle serait l'outil qui nous permettrait de gérer les licenciements, le stress, les conflits, mais aussi les séparations et autres problèmes tels que l'épuisement, la dépression, etc.

Un être résilient serait fait d'un matériau flexible, revenant à sa forme originale après avoir subi des dommages, des déformations. Ce "matériau" correspondrait, dans cette métaphore, à la psyché humaine.

L'avantage ultime de la résilience est qu'elle permet aux gens de grandir au travers des défis qu'ils relèvent. Cela les prépare ainsi à faire face aux futurs potentiels accidents de la vie.
La définition scientifique de la résilience est "la capacité d'un individu à affronter et à surmonter un événement traumatique ou une période difficile." Cette capacité peut s'avérer utile pour gérer les maladies et les troubles liés au stress. D'autres termes, plus populaires, sont parfois utilisés pour définir

la résilience, mais au final, ils ont tous la même signification. Cette signification comprend la capacité à se relever après une difficulté. L'élasticité, la dureté ou la robustesse... En outre, il est coutume de dire qu'il faut "rester psychologiquement en bonne santé, malgré le stress environnant". C'est un autre moyen de décrire la résilience et de souligner la lutte nécessaire contre la vulnérabilité. Le contraire de la résilience serait la susceptibilité face aux problèmes, mais aussi face aux risques. Il s'agirait également d'une forte vulnérabilité, sensibilité et tristesse, aggravées par le stress.

Intelligence émotionnelle et autres formes d'intelligences

L'intelligence émotionnelle est l'un des nombreux types d'intelligence existants. Elle s'associe, par exemple, à la capacité linguistique, qui permet l'utilisation et la compréhension exactes de sa propre langue. Cette capacité s'illustre chez les personnes présentant un large vocabulaire.

Voici une liste d'autres formes d'intelligence:

- L'intelligence musicale
- L'intelligence logique-mathématique
- L'intelligence spatiale-visuelle
- L'intelligence physique-kinesthésique

- L'intelligence intra personnelle
- L'intelligence naturaliste
- L'intelligence existentielle
- L'intelligence vitale
- L'intelligence fluide et cristallisée
- L'intelligence créative
- L'intelligence professionnelle
- L'intelligence pratique
- L'intelligence physique
- L'intelligence spirituelle

Cette liste n'est pas encore complète. En effet, les experts ont des opinions encore divergentes au sujet des types d'intelligence existants. Chez chaque personne, tous ces types d'intelligence sont liés et s'expriment de manière unique. Certains types d'intelligence s'expriment de manière prononcée et évidente, d'autres s'expriment plus discrètement, mais quoi qu'il en soit, ils sont toujours présents.

Connaître la langue, le dialecte et l'accent d'une langue, être capable de reconnaître les différences subtiles des mélodies, des sons et des rythmes... Ces capacités vous permettent d'identifier les subtilités et les problèmes liées à une mélodie, afin de pouvoir les résoudre. Il s'agit là d'un exemple de combinaison: l'intelligence linguistique associée à l'intelligence musicale donne naissance à l'intelligence créative. Grâce à l'intelligence spirituelle, des approches plus profondes sont possibles à un autre niveau sensoriel, un niveau qui permet de découvrir les valeurs et le sens de la vie. L'intelligence logique-mathématique permet, quant à elle, de reconnaître rapidement et clairement les structures et les modèles, peu importe la difficulté de leurs nombres et de leurs applications. L'intelligence spatiale-visuelle accorde une grande attention à l'imagination spatiale qui sera ainsi extrêmement développée, permettant la création d'œuvres d'art.

L'intelligence physique-kinesthésique donne un talent particulier pour le mouvement, le sport et la motricité fine, tandis que l'intelligence intra personnelle sera définie comme la capacité de gérer ses propres impulsions et de connaître ses propres limites émotionnelles. La conscience de soi et la confiance en ses capacités jouent ici un rôle très important. Grâce à l'intelligence interpersonnelle, il est facile de reconnaître les humeurs et les sentiments des autres. Ces derniers peuvent être assimilés au son d'un instrument, dont les fausses notes seraient facilement identifiables. L'intelligence naturaliste correspond à une sensibilité exacerbée pour l'environnement naturel. Les personnes possédant ce type d'intelligence aiment, par exemple, beaucoup les animaux et les plantes, mais de manière très spirituelle et sensible. L'intelligence existentielle, au contraire, est surtout présente chez les prêtres, les pasteurs, etc. Elle traite toutes sortes de sujets tels que la religiosité ou la philosophie. N'oublions pas l'intelligence sociale. Cette dernière joue un rôle important dans le contrôle et la gestion de l'environnement social de l'individu qui la possède. Penser aux autres et donc apprécier leurs actions et leurs décisions est, en plus des bases de la communication et de l'empathie, le noyau de cette forme d'intelligence. Ensuite, il y a l'intelligence physique, qui permet de gérer son propre corps, de le soigner de manière attentionnée par la nutrition, le sport, etc., et de maintenir un niveau d'énergie constant. Elle sert de base aux autres formes d'intelligence, car elle se concentre sur le corps, la coquille contenant l'esprit et, par conséquent, tous les autres types d'intelligence.

L'intelligence cognitive fonctionne à un niveau complètement différent. Elle représente le fondement du développement du système éducatif, le soutien qui favorise la mise en pratique des intelligences mathématiques et linguistiques. À cette dernière s'ajoute l'intelligence pratique, une capacité qui conduit à la connaissance du bonheur personnel, du succès et de la gestion de la vie quotidienne. Cette connaissance est assez silencieuse et n'est mise en lumière que lorsque la personne a la possibilité de la mettre en pratique. L'intelligence professionnelle met de côté les connaissances spécialisées pures. Elle se focalise sur la capacité d'éliminer les problèmes et de gérer divers processus, mais aussi de travailler activement sur de nouvelles innovations. L'intelligence vitale inclut l'acte de vivre lui-même. Cette forme d'intelligence permet d'intégrer un groupe social. Elle est donc la base de toutes les compétences de leadership, de l'affirmation de soi, des associations sociales et de tous les exercices psychologiques du pouvoir. La dernière forme d'intelligence de notre liste est l'intelligence fluide et cristallisée. L'intelligence cristallisée est la capacité à accéder aux informations contenues dans la mémoire à long terme. Cette forme d'intelligence est généralement héritée. Dans le même temps, elle est imperméable aux diverses influences environnementales. Elle comprend, par exemple, la compréhension, les capacités intellectuelles et les niveaux de base d'élaboration. Il existe un lien étroit

entre l'intelligence cristallisée et l'intelligence fluide, puisque cette dernière représente la connaissance et l'apprentissage précoce de certains concepts de base, tels que compter, faire du vélo et les comportements existentiels.
Revenons à l'intelligence émotionnelle, qui joue, d'une part, un rôle décisif dans la résilience et, d'autre part, qui rend possible des partenariats et des amitiés satisfaisantes. Elle est également fortement prononcée dans les personnalités des leaders. Dans le cas de la résilience, l'intelligence émotionnelle conduit à la croissance. C'est précisément grâce à l'intelligence émotionnelle elle-même, qui crée des bienfaits sur le long terme grâce aux émotions positives, que la résilience permet une maîtrise rapide des expériences négatives. La récupération est facilitée par une humeur positive et des performances élevées du cerveau.

Effets de la résilience

Quels sont les effets de la résilience? La résilience conduit à une grande satisfaction dans sa vie, ainsi qu'à des sentiments et des comportements plus positifs. Par exemple, lorsque vous réalisez une action et que vous en êtes fier, heureux, vous vous sentez également enthousiaste et puissant, ce qui vous donne la force d'atteindre de nombreux autres objectifs. Cette façon d'agir vous permettra de créer à travers vos actes bien plus que de la fierté: vous vous sentirez énergique et très curieux, intéressé; vous aurez une forte détermination et un haut niveau de confiance, qui permettront de conserver votre satisfaction à un niveau élevé de manière continue.

Cela signifie que les sentiments d'irritabilité, d'envie, d'anxiété, de dépression, d'agression, de fatigue disparaitront ou diminueront, mais aussi la douleur, la tristesse et la nervosité, qui à leur tour conduisent à l'apathie. Vous serez également moins sensible aux maladies, moins fatigué et frustré, vous aurez plus d'espoir et d'ingéniosité. Les problèmes de santé seront généralement moindres, ce qui augmentera vos performances. La résilience est donc également importante du point de vue entrepreneurial.

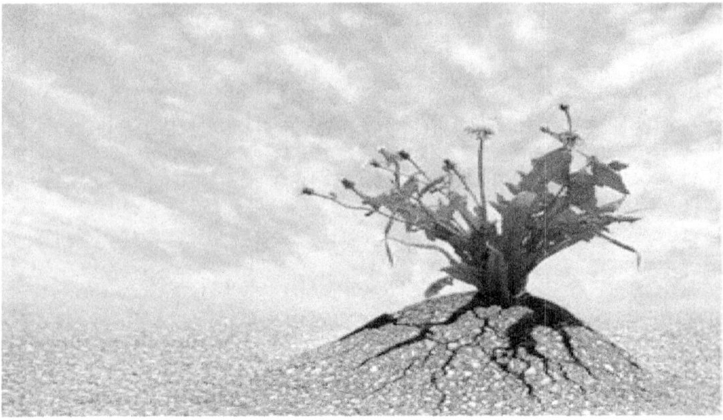

La résilience et le stress

Le stress est un sentiment qui rend la vie difficile à tout le monde, en particulier dans notre société moderne, où le travail est à la fois abondant et stressant. Il est courant de faire déborder le travail sur la vie de famille, d'avoir deux emplois pour pouvoir financer son train de vie et par conséquent, d'avoir peu de temps libre. Souvent, l'argent manque et le sentiment d'insatisfaction est très élevé. Combien de personnes souffrent de burnout? Combien de personnes se tuent à la tâche pour un salaire dérisoire, juste assez pour pouvoir payer leur loyer? Mais, le stress n'est pas qu'une question d'injustice sociale. Il a également un impact extrêmement négatif sur la santé et la vie sociale.

Deux types de stress

Il existe un stress "positif" qui se révèle dans des situations difficiles, mais qui nous aide à relever les défis. Il permet dans le même temps au corps de libérer des hormones de bonheur. Il existe aussi un stress négatif, qui est malheureusement beaucoup plus courant que le stress positif.

Les conséquences du stress sont bien connues. Chez de nombreux travailleurs, il conduit à la dépression; à un syndrome de fatigue chronique, provoquant une énorme baisse de la performance, des troubles obsessionnels-compulsifs; de l'anxiété et même des troubles de la concentration, de l'oubli, de la dépendance et des troubles de l'alimentation. L'obésité n'est donc pas seulement le résultat d'une mauvaise nutrition liée à l'industrie alimentaire et aux mauvaises habitudes basées sur la praticité et le coût des aliments.

La quantité minimale de sommeil - qui pour un adulte est d'environ huit heures - est utile pour commencer la journée ou travailler en étant reposé et rempli d'énergie. La plupart des adultes, cependant, ne respectent pas cette quantité de sommeil. Des troubles physiques apparaissent de plus en plus fréquemment, car le stress à long terme provoque de nombreux symptômes négatifs. La douleur dans les articulations, le dos, la tête et le cou sont quelques-uns de ces symptômes typiques du stress. Ils peuvent être suivis de diarrhée, de brûlures d'estomac, du syndrome du côlon irritable et de constipation, mais aussi de contractions et de crampes. Peuvent également apparaître des réactions cutanées, de la fatigue, des troubles du sommeil et de la fatigue chronique. L'hypertension, un rythme cardiaque accéléré, des difficultés respiratoires et des vertiges sont d'autres manifestations du stress. Les personnes qui portent un pacemaker sont, en ce sens, très à risque.

Une personne sur trois souffre de brûlures d'estomac et doit prendre des médicaments pour prévenir le cancer de l'œsophage.
Le stress a de nombreuses causes. Nous pouvons différencier le stress professionnel du stress privé. Les spécialistes médicaux, la gestion professionnelle de l'organisation, la conception du lieu de travail, le leadership et une culture d'entreprise appropriés facilitent le contrôle de telles situations stressantes. La répartition des différentes tâches, qui doivent être effectuées à la fois sur le plan personnel qu'au niveau de l'entreprise, est également d'une grande aide pour éviter le stress et peut permettre de surmonter les tensions émotionnelles négatives. Dans la vie professionnelle, le stress déclenche au quotidien des soucis et des peurs. Ils peuvent se manifester principalement sous la forme de peurs existentielles, qui peuvent être de nature professionnelle ou non.
Le stress conduit également au désintérêt et au rejet, ce qui entraîne un isolement social. De même, le manque de reconnaissance, de

respect, de contacts sociaux, de sincérité et de confiance laisse des traces profondes dans l'âme. Un autre facteur clé de stress est la querelle, le litige, entre collègues, avec son supérieur ou à la maison. Le manque de joie, des tâches trop nombreuses, ou alors répétitives et ennuyeuses, causent du stress, car cela crée de l'insatisfaction.

Dans la sphère privée, le stress pousse souvent à se comporter de manière irrespectueuse, ce qui nuit aux relations avec son partenaire. L'insatisfaction, cependant, n'est pas seulement présente dans la vie privée. Lorsque les valeurs personnelles et les croyances sont piétinées ou négligées, ou lorsqu'il n'y a plus de motivation, l'esprit produit rapidement de l'insatisfaction. Les obligations et les responsabilités sociales peuvent également être très pesantes pour certaines personnes, par exemple, si vous êtes parents. Par exemple, si votre mère est gravement malade et que votre père est en fauteuil roulant, votre surcharge sociale est très importante. Cette surcharge est d'autant plus présente chez les personnes particulièrement nécessiteuses, surtout si la personne concernée a un haut degré d'empathie. Elle peut rapidement se sentir submergée.

Dans le milieu professionnel, la surcharge peut être forte, en particulier lorsque les travailleurs qualifiés font défaut, et que tous les employés doivent travailler davantage pour maintenir le bon fonctionnement de l'entreprise. Le manque de temps, la difficulté, les exigences élevées concernant l'absence d'erreurs et la complexité des tâches sont un énorme problème. Aujourd'hui, la moindre erreur se répercute très rapidement sur tous les niveaux de l'entreprise, affecte d'autres processus, qui, à leur tour, aggravent la situation. C'est un cercle vicieux qui ne peut tout simplement pas être arrêté indépendamment. Les réactions des gens peuvent être complètement différentes face à de tels facteurs de stress. Le poids reposant sur les épaules des employés est important. Bien que certains voient tout cela comme une sorte de défi, beaucoup de gens ont clairement du mal à faire face à de telles difficultés.

La résilience dans la vie quotidienne

La vie quotidienne est notre plus grand défi, que nous parlions de la sphère privée ou professionnelle. Quelques distinctions peuvent être faites entre le travail et la vie privée, mais dans la plupart des cas, elles sont vraiment minimes. La résilience est particulièrement importante et efficace pour renforcer l'estime de soi que ce soit dans la vie professionnelle ou dans la vie privée. En soi, on peut voir la résistance psychologique comme un processus en spirale: la résilience favorise la bonne humeur. Mais la bonne humeur elle-même stimule la résilience. C'est une sorte de cercle vertueux.

Le plaisir, l'énergie, l'enthousiasme et la détermination sont produits par les sentiments positifs et la satisfaction, eux-mêmes stimulés par la résilience. Ces émotions ont un impact direct sur la performance en général et agissent dans le même temps, afin de réduire les sentiments négatifs, tels que l'oisiveté, l'indifférence, la frustration, l'irritabilité, mais aussi les symptômes de stress physique.

La résilience a également une influence dans les relations. La résilience psychologique a une influence positive tant sur le climat d'entreprise que sur le climat privé et social. Cela peut se manifester, par exemple, par des employés satisfaits, qui contribueront eux-mêmes à une satisfaction accrue des clients. Des études ont montré que, en particulier dans le domaine des entreprises, la résilience produit des employés dont la motivation est supérieure à la moyenne, ce qui contribue également à un nombre supérieur de clients satisfaits. Il a été montré qu'un niveau élevé de résilience apporte aussi de grands avantages sociaux, économiques et personnels.

Tests de résilience et exigences

La résilience est une capacité que l'esprit humain devrait apprendre dès le plus jeune âge. Au fur et à mesure que l'enfant grandit, sa résilience augmente. Dans le chapitre précédent, nous avons évoqué l'histoire d'une personne ayant été mal traitée par sa famille pendant son enfance. Dans ce chapitre, nous allons analyser les différentes parties de cette histoire afin de mieux comprendre comment il est possible de renforcer sa résilience.

La résilience est une méthode efficace pour faire face au stress. Des tests ou des diagnostics permettent de mettre en lumière le stress. Ces tests consistent en l'observation et l'analyse des comportements de la vie quotidienne. Les facteurs de stress et de résilience potentiels sont évalués. Dans ces tests, le comportement est validé par un échantillon adéquat, à la fois pour vérifier la cohérence, c'est-à-dire pour éviter les contradictions, et pour vérifier son efficacité et sa pertinence pratique. C'est un processus qui, dans le domaine scientifique, est appelé la “validation". À cette fin, différents groupes de personnes sont réunies et soumises à une analyse factorielle. Une évaluation empirique peut être faite, afin de mettre en évidence un profil des forces et des faiblesses à travers des facteurs de résilience.

Ce type de diagnostic est basé sur des méthodes opératoires qui aident à renforcer la résilience; on appelle ce processus "intervention". En science, tout comme en médecine, le principe veut qu'un diagnostic, fait par une thérapie fonctionnelle sérieuse, est un prérequis indispensable pour pouvoir tirer une quelconque conclusion.

Afin de réaliser le test, il est nécessaire de définir des exigences. Afin de mesurer son niveau de résilience, des facteurs utiles à la preuve empirique devront être étudiés. La principale exigence est donc d'avoir des facteurs bien clairs et définis. Souvent, les résultats de tests n'ont aucune valeur et sont une perte de temps. Dans le cadre de la recherche sur la résilience, les tests doivent être aussi précis qu'utiles. Les diagnostics de tels tests doivent être considérés de manière critique, car, malgré le contexte scientifique, il n'est pas possible de faire un diagnostic précis à 100%.

Les problèmes qui découlent de divers tests de ce type sont, par exemple, qu'ils ne sont pas transférables au monde de l'entreprise, car ils ont été conçus premièrement pour les personnes atteintes d'une maladie mentale. Les experts en psychologie utilisent ces tests, mais ils sont assez généraux et ne se concentrent pas sur les causes réelles du stress.

Malgré l'émergence de nouvelles méthodes efficaces, il y a toujours des caractéristiques immuables qui doivent être prises en compte. Pour faire un test plus précis, il est également nécessaire de prendre en compte les faiblesses et les forces de la personnalité étudiée. Elles sont associées à diverses causes de stress, que ce soit dans des situations générales ou d'ordre privé. Des situations faisant partie de la vie quotidienne sont également étudiées. Bien que les sentiments, les sensations et les caractéristiques soient strictement personnels, on est dorénavant capable de dessiner des profils généraux regroupant différentes personnalités.

Le test mettant en lumière les causes générales de stress, vient ensuite la deuxième étape, à savoir le renforcement de la résilience. Cette étape est nécessaire aussi bien sur le plan professionnel que privé, afin de faire face aux adversités du destin. Il en résulte une augmentation de la performance, mais aussi de la satisfaction. Attention cependant à ne pas confondre cette étape avec un processus de renaissance complète.

Exercice: énumérez vos forces et vos faiblesses

Punti di forza	Punti di debolezza

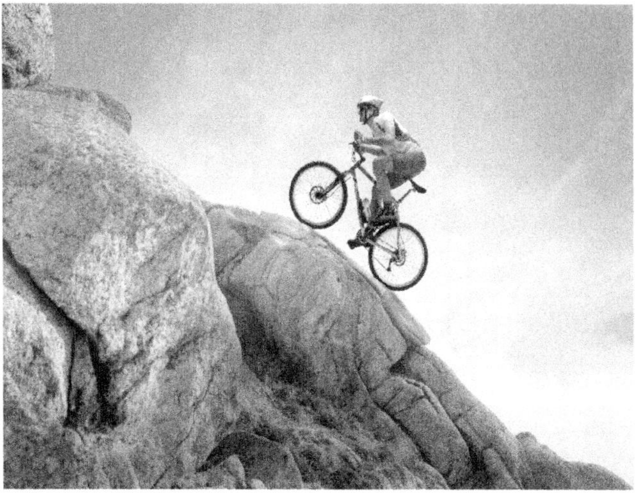

Renforcer sa résilience

La question du renforcement de la résilience pour affronter différentes situations de la vie est accompagnée de diverses suggestions. Des recherches effectuées sur la résilience, sont ressorties quelques suggestions utiles. Comme toujours, vous pouvez vous référer à l'exemple du chapitre 5.

Travailler exclusivement sur la conscience de ses propres forces est aussi inefficace que maintenir de vieilles peurs et continuer de vivre dans l'incertitude. Vous devez également tenir compte de vos faiblesses, de manière à pouvoir les combattre. Reprenons l'exemple du chapitre 5. Ce n'est peut-être pas un exemple à suivre, dans la mesure où le protagoniste n'a pas vraiment combattu ses faiblesses initiales. Elles l'ont forcé à fuir, plutôt qu'à surmonter la situation. Accepter ses peurs, après coup, serait inutile. En effet, elles font dorénavant partie du passé et y repenser ne ferait que rouvrir de vieilles blessures, qui à leur tour conduiraient à de grands dommages psychologiques.
Repenser aux crises vécues est mentalement stressant. S'autocontrôler est difficile voire souvent impossible, comme en témoigne le protagoniste, qui a cherché du travail pendant longtemps, sans obtenir de résultats. Travailler sur ses forces aurait été difficile pour le protagoniste, car elles étaient souvent absentes. Néanmoins, il a utilisé ses

compétences pour réaliser son grand rêve et a réussi à travailler en se mettant à son compte et en exploitant son talent.

Bien qu'il y ait mis beaucoup d'efforts, son "autocontrôle" n'a pas toujours porté ses fruits, car il ne l'aidait pas à surmonter les problèmes initiaux. En fin de compte, la seule option viable était de fuir. Bien qu'il avait beaucoup d'informations à sa disposition, il n'a pas réussi à éradiquer le problème à sa racine; la fuite a été une sorte de libération, qui l'a aidé à laisser le négatif derrière lui, ou au moins, à réduire son impact sur sa vie.

Au début, les côtés négatifs étaient certainement plus grands que les côtés positifs: le protagoniste était plutôt timide dans sa jeunesse et avait souvent un caractère insaisissable. Il a préféré éviter le problème plutôt que de l'affronter. Il s'est éloigné de son père violent, de sa sœur qui l'a importuné pendant des années avec sa musique. Il a pris ses distances avec les circonstances défavorables de la maison dans laquelle il a grandi et qui lui ont causé de graves problèmes à la fois dans le travail et sur le plan personnel. L'origine de ses problèmes était son père mais aussi le reste de la famille, ce qui a conduit inexorablement à des changements brusques et extrêmes. Le personnage du père était un vieil homme grincheux qui essayait toujours d'attirer l'attention sur lui. Si tout ne se déroulait pas comme il l'entendait, il se fâchait, et devenait encore plus odieux et têtu. La colère de cet individu a toujours été perçue négativement par le protagoniste et sa mère.

Ce comportement a poussé le protagoniste au changement. La peur de son père était si grande qu'il a dû partir.

Rester seul dans une pièce avec son père n'était pas sûr. Il risquait à tout moment de prendre un coup, ne serait-ce que pour être resté trop longtemps dans la salle de bain. La conséquence de cette peur était que, lorsqu'il était à la maison avec son père et qu'il n'avait pas la possibilité de sortir, il devait toujours se cacher. Seule sa mère connaissait ses cachettes: il était très rusé, de sorte que personne, sauf sa mère, ne le trouvait jamais. Par exemple, il se cachait dans un trou, à l'intérieur d'une pièce autrefois dédiée aux reliques et images religieuses.

Repenser au passé en se disant qu'il aurait dû parler à son père serait contre-productif pour le protagoniste, d'autant plus que cette action aurait pu envenimer la situation et conduire à une plus grande maltraitance. Les relations familiales sont si fortes que chacun auraient peut-être pu mettre de côté la négativité pour repartir à zéro; en effet, sa sœur l'a bien invité à son mariage. Bien que ce geste ne soit qu'une sorte d'obligation, c'était une étape nécessaire pour briser le cercle vicieux. Mais briser ce processus est également dangereux, car il y a toujours une chance que tout revienne comme avant.

Si vous considérez que la famille a eu ces problèmes uniquement parce que le père n'était pas capable de faire face au stress de la famille, vous arrivez à la conclusion que cette situation est injuste. Il est donc peu

probable que toutes ces circonstances se traduiront par une guérison efficace et durable.
Un autre point est important pour pouvoir guérir: la personne doit être capable de reconnaître ses problèmes passés, afin de pouvoir atteindre “la lumière au fond du tunnel". Il y a une différence notable dans l'attente que quelque chose change sans rien faire et dans l'action, l'engagement. Dans le cas du protagoniste et de sa famille, attendre n'a aucun sens. Continuer à se cacher dans l'espoir que la situation s'améliore d'elle-même un jour aurait été inutile. Le fait est que le bonheur devrait être activement recherché, et non passivement attendu. En regardant la situation du protagoniste, on peut dire que travailler à temps partiel et enchaîner les CDD n'était pas ce qu'il pouvait faire de mieux pour atteindre le bonheur: il était constamment exploité, et ses vrais talents n'étaient jamais reconnus. Son travail était sous-évalué, il n'était pas payé à sa juste valeur. Les conditions de travail

difficiles, l'intimidation et le peu d'argent ont rendu encore plus difficile pour le protagoniste de surmonter cette période sombre. S'il n'avait fait qu'attendre que la chance vienne, il serait probablement encore dans la même situation.

Utiliser ses émotions pour mettre en œuvre une révolution est difficile. Si vous analysez l'état mental du protagoniste, plusieurs caractéristiques sont notables: la peur profonde du père a causé un fort sentiment d'insécurité. Les émotions qui en résultent causent plus de problèmes qu'elles n'en résolvent; ces émotions sont la peur, la haine et la douleur. L'origine de toutes ces émotions est négative et les sentiments négatifs conduisent à leur tour à un cercle vicieux très peu productif. Si le protagoniste s'était replongé dans ses vieux sentiments et avait ainsi rechuté dans de vieux comportements, il aurait détruit tout ce que l'avenir lui aurait réservé.

La peur qu'il a de son père, la colère qu'il a accumulée envers lui et le désespoir qu'il ressent quand il est proche de lui sont assez forts pour briser sa volonté de vivre. Ces sentiments le conduiraient inévitablement au suicide ou provoqueraient une maladie mentale. Retrouver cet état émotionnel passé aurait de graves conséquences. Si le protagoniste prenait en compte toutes ces émotions, il mettrait en danger sa santé et sa vie. Le manque de confiance qu'il avait accumulé pendant des années de violence psychologique, qui s'était transformée en méfiance extrême, le pousse toujours à éviter de parler à son père et à sa sœur de questions vraiment personnelles.

Si le protagoniste avait essayé de se rappeler la peur, la panique, le rejet, la réticence et le désespoir qu'il ressentait à l'époque, le cercle vicieux aurait recommencé, réduisant à néant les progrès obtenus. Essayer d'obtenir l'approbation des autres avec des actions, même minimes, peut être illustré par l'exemple du travail de bûcheron que faisait notre protagoniste. Chaque année, le protagoniste partait couper du bois afin de pouvoir chauffer la maison. S'il avait continué de faire ce travail ou tout autre travail, il aurait eu la reconnaissance de sa famille, mais simplement parce qu'il aurait accédé à l'une de leurs demandes.

Le protagoniste a essayé d'influencer positivement les opinions de sa famille envers lui par le travail, mais il a complètement échoué. Le fait est qu'à la fin, seul son travail comptait, et pour son père, cette main-d'œuvre n'était qu'une excuse pour se reposer. Ce comportement aurait causé des dommages à sa psyché, non pas dans le sens où il aurait fini dans une structure psychiatrique, mais dans le sens où il lui aurait été difficile de créer un avenir paisible et heureux. Il n'est tout simplement pas possible, aussi petites et souhaitables que soient ces actions, de renforcer les sentiments espérés par les autres. Les sentiments ne sont pas les mêmes pour tout le monde et doivent donc grandir sur des bases différentes pour être sains et fertiles.

Prétendre ne pas vouloir fuir, prendre un verre ensemble et parler superficiellement de quoi que ce soit est tout aussi inutile. Ce n'est ni efficace ni positif, pour la victime, comme pour son bourreau. Les dommages psychologiques au protagoniste sont si extrêmes qu'il a préféré couper radicalement les ponts avec son passé. Un an après son départ, il a essayé de revenir, mais seulement sporadiquement et pour sa mère, la seule à avoir vraiment compris la pression psychologique qu'il subissait. Il était assez difficile pour le protagoniste d'affronter ce flot d'émotions et d'accepter l'invitation au mariage. Au final, un très bon ami a réussi à le convaincre d'accepter l'invitation de sa sœur, pour éviter d'éventuels regrets dans le futur.

Le fait est que les sentiments non transformés exercent une pression énorme sur l'âme, et les gens ont constamment besoin d'un échange; ce fait est clairement démontré par les médias sociaux. Vous ne pouvez pas aller au bar simplement pour vous asseoir et prendre un verre. Boire, c'est aussi "ravaler" ses sentiments. Les sentiments réprimés sont comme un volcan inactif et une éruption qui se produit des années plus tard peut être extrêmement fatale.

Pour le protagoniste, réfléchir sur ses forces est contre-productif, en ce sens qu'à l'époque il n'avait presque pas de force. Comment pourrait-il réfléchir sur ses forces, alors qu'il n'en avait pas? Les sentiments négatifs sont non seulement extrêmement stressants et fatigants, mais ils ont également un fort impact sur la mentalité de la personne concernée. Un fait qui a permis au protagoniste de surmonter la violence qu'il a vécue chez lui, est qu'à cette époque, il a tiré sa force du fait que son meilleur ami avait d'excellentes relations familiales et qu'il l’a toujours aidé. Il lui a même permis de manger dans sa voiture, chose que peu de gens auraient fait, peut-être parce qu'il était si négatif à ce moment-là et son humeur toujours au plus bas.

Pour lui, il était impossible de prendre conscience de sa propre force, car à l'époque, il était encore emprisonné dans la violence. Sans les encouragements, les années de soutien et sa fuite, il serait probablement mort. Cependant, il a montré sa force et, grâce à sa conviction, il a finalement réussi à s'échapper des griffes de son père. Bien que la décision ait été très difficile à prendre, une expérience clé l'a poussé à partir définitivement. Cette expérience fut une énième agression de la part de sa sœur aînée, qui a essayé de jeter dehors le protagoniste, mettant ses sacs à la porte alors qu'il était à Monaco pour le travail: tout ça parce qu'il n'avait pas sorti les poubelles avant de partir. Après son retour de Monaco, il a pris sa décision et s'est enfui dans la ville la plus proche, trouvant un travail lui permettant de se payer un appartement. Peu de temps après avoir déménagé, il a fait la connaissance de beaucoup de nouvelles personnes, dont sa future femme, qui lui a apporté un soutien émotionnel croissant. En raison de la distance spatiale, mais aussi grâce au fait qu'il ait coupé tout contact pendant un an, il a lentement réussi à démonter ses mécanismes de protection. A cause du stress mental lié à son passé, il est resté au chômage un certain temps. Un jour, un homme lui dit qu'il devrait travailler sur cette humeur négative qui le ronge, s'il veut être heureux.

Ce conseil a été une étape importante pour le protagoniste. Il a été très utile pour briser ce cercle vicieux d'insatisfaction et de désespoir. Ce conseil a été le coup de pouce qui a initié immédiatement la transition vers une attitude plus optimiste. Si la personne concernée est dans un environnement négatif, victime d'intimidations, de discriminations, il lui est impossible de développer l'optimisme. Être optimiste demande beaucoup de travail.

Les gens qui viennent d'environnements défavorables comme le protagoniste ont plus de difficulté à sortir d'une situation négative. Pour cela, vous avez besoin de l'aide de quelqu'un d'extérieur qui exercera une influence positive constante. Cela ne veut pas dire que l'aide doit être financière, au contraire, le confort mental et psychologique est crucial. Il est utile d'offrir un refuge psychologique et d'aider la personne affectée en la soutenant moralement. En cas de violence, il est conseillé de demander l'aide des institutions et associations. Dans le cas du protagoniste, il était trop timide pour développer son vrai moi et était affaibli par tout ce qui l'entourait.

Considérez cette déclaration: il est nécessaire d'analyser sa propre personne, pour y trouver ses propres sentiments positifs et profiter des bienfaits qu'ils apportent, y compris sur votre santé physique. Ce que l'on entend par là, c'est que les énergies positives ont une influence positive sur le corps et peuvent être d'une grande aide. Il est prouvé que la psyché à une grande influence sur le corps. Le stress a donc de fortes chances d'empirer votre humeur, mais aussi votre état physique. Beaucoup de gens, y compris le protagoniste de notre exemple, sont très sensibles au stress et réagissent en conséquence. Certains auront des boutons, d'autres souffriront d'arythmie cardiaque ou d'indigestion. La liste des problèmes physiques liés au stress est très longue. En raison des liens très étroits entre l'âme et le corps, de nombreuses maladies sont également liées à l'état psychologique, même si leur apparition est toujours caractérisée par des signes visibles. Cependant, on parle peu du stress comme cause de ces maladies. On se concentre exclusivement sur le corps, et ses divers problèmes. C'est insensé.

Voici nos suggestions pour aller mieux. L'attitude idéale est d'essayer de créer un pont menant à une vie de bonheur, dont le matériau serait le rire et la joie, de façon à laisser derrière soi l'île de la tristesse. Tout cela peut être expliqué à travers les chakras. Les sept chakras - énumérés ci-dessous - sont liés au divin et sont une inspiration potentielle pour les personnes religieuses. Toujours en revenant à l'exemple du chapitre

5, le protagoniste aurait dû gérer la situation avec optimisme, ce qui aurait rendu l'ensemble du processus plus philosophique que psychologique. On ne peut nier qu'un sourire enrichit la journée, et si vous recevez ne serait-ce qu'un compliment ou un geste généreux, votre journée brillera encore plus.

Le protagoniste n'est qu'une personne, parmi tant d'autres, se trouvant dans une situation difficile. Seul le contact social avec d'autres personnes l'aidera, même si ce n'est qu'une pause, dans un bar, le temps d'échanger quelques mots avec d'autres personnes. En cas de problèmes psychologiques, s'isoler est la pire chose à faire. Pourtant, l'isolement est l'un des premiers états par lequel la personne blessée va passer, car elle a honte et a peu confiance en elle-même, ou elle n'ose tout simplement pas s'améliorer ayant trop peur des conséquences. Cette pensée pourrait conduire à une révolution philosophique.

Ne vous inquiétez pas - nous allons non seulement illustrer nos théories par des histoires bien réelles et des études scientifiques; mais nous allons également vous donner quelques exemples pour vous motiver. Nous présenterons quelques suggestions que tout le monde peut mettre en œuvre et qui sont extrêmement efficaces dans n'importe quelle situation. Nous allons les énumérer ci-dessous. Elles seront utiles, non seulement pour sortir d'une situation difficile, mais aussi pour éviter les problèmes, tout cela grâce à la résilience.

Environnement Social

L'environnement dans lequel vit une personne est le premier aspect à prendre en compte. Dans l'exemple du chapitre 5, où le protagoniste était à la merci de sa famille et devait donc cacher ses pensées, réduisant ses chances d'échapper à la situation, on peut examiner dans quelle mesure l'environnement social est important. Les médias sociaux jouent un rôle important ces derniers temps. L'environnement social commence à se développer dès la naissance. La famille, y compris la mère, le père et les frères et sœurs sont la première chose qu'un enfant voit et prend comme exemple. Si des problèmes existent déjà à ce niveau-là, les difficultés seront inévitables. Beaucoup de familles portent en elles des pensées et des comportements négatifs et les transmettent à leurs enfants. L'environnement scolaire, de la maternelle à l'université, affectera plus tard l'enfant, ainsi que les amis avec qui il sortira. Chaque adolescent a un meilleur ami, même si tout au long de la vie, les amitiés sont mises à l'épreuve. Ce sera le cas également en ce qui concerne la nouvelle fille de la classe ou le mec mignon de la classe voisine.

Le protagoniste de l'exemple a eu des relations familiales extrêmement difficiles dès le plus jeune âge, ce qui l'a empêché dès le début de faire sa place sainement dans la société. Il ne lui est resté de ses années d'école, qu'un meilleur ami, qu'il a pourtant laisser de côté en même temps que son ancienne vie.

Les jeunes d'aujourd'hui sont très attachés aux téléphones portables. La raison en est que le téléphone portable permet le développement de la communication et de l'identité. Les enfants réfugiés, en particulier, en sont très friands parce que c'est leur seul moyen de rester en contact avec leur famille qui vit loin. Pendant leur développement surtout, le téléphone portable est le nec-plus-ultra, car il renferme tout ce que les jeunes désirent, et ce, à portée de main. Il ne s'agit pas seulement de communication. En fait, les réseaux sociaux - par exemple ceux qui permettent de partager des images - sont importants parce qu'ils ont pour but d'obtenir l'approbation de la société, des amis et de la famille. Cela peut aussi avoir des répercussions négatives.

L'intimidation et la critique sont répandues et à travers les réseaux sociaux, elles peuvent très rapidement prendre de l'ampleur. Mais malgré la violence et l'impact négatif de certains gestes, le téléphone portable a aussi des mérites. L'environnement social est extrêmement important parce que les êtres humains sont des êtres sociaux et ont besoin de contacts sociaux pour se développer. Trouver le bon environnement et supprimer les amitiés toxiques est l'une des premières mesures que les gens devraient prendre.

Religion et spiritualité

La religion a encore une influence forte dans notre société. Cela signifie que la religiosité et la spiritualité peuvent jouer un rôle important dans la santé mentale. Les personnes ayant une grande foi possèdent une grande confiance en cette entité surnaturelle qui régirait tout et pourrait prévenir les mauvaises expériences et les problèmes, ou en tout cas les résoudre rapidement. Cependant, la question de la foi est de plus en plus controversée, car l'Église perd de plus en plus de pouvoir et d'influence, et le nombre de non-croyants augmente constamment. Les jeunes s'éloignent des églises et sont plus intéressés par les réseaux sociaux et d'autres aspects leur permettant d'améliorer leur statut social. Les personnes âgées sont en général plus fidèles à l'Église et à la religion, tout comme le protagoniste de l'exemple. Il a grandi dans une famille qui considérait les vieilles valeurs catholiques et les devoirs importants;

actuellement, il a encore la foi, mais celle-ci s'est légèrement affaiblie. Comme aller à l'église tous les dimanches était une obligation pendant son enfance, pendant un certain temps, il a préféré arrêter, car cet acte était trop connecté aux coutumes de sa famille. Plus tard, le protagoniste a appris à exercer sa foi et à gérer au mieux ses énergies. Il a découvert que pour lui, croire en un pouvoir spirituel est plus important que la simple tradition d'aller à l'Église et de prier pendant la messe dominicale.

C'est un fait : la foi est l'un des piliers qui lui a permis de sortir de cette ”forêt sombre" du désespoir et l'a incité à améliorer sa vie, en mettant en œuvre un travail acharné, mais aussi en s'engageant à devenir ce qu'il voulait être: une personne libre de problèmes et qui veut réaliser ses rêves. Grâce à cette motivation, le protagoniste a finalement trouvé le chemin conduisant à ses rêves et dorénavant, il a tout ce qu'il souhaitait.

Pour beaucoup de gens, la foi est aussi la base de la vie quotidienne. Prenons l'exemple des musulmans: c'est une religion dans laquelle les femmes portent volontairement le voile. La religion est très forte et peut aider, qu'elle soit musulmane, catholique ou protestante. Chaque religion, fondamentalement, honore le même Dieu, mais avec des noms et des traditions différents. Une foi religieuse forte peut être dangereuse, mais elle peut aussi réconforter les gens - et dans certains cas, une simple prière, réfléchie, peut être très utile.

Accepter et surmonter les crises

Les crises font partie intégrante de la vie, que ce soit un coup du destin ou simplement des problèmes quotidiens. Dans l'exemple présenté, le protagoniste a connu un certain nombre d'obstacles et de coups du sort, peut-être parce qu'à cause de sa fuite, il ne pouvait pas aller sur les réseaux sociaux, ne trouvant pas d'"alliés" pour surmonter sa crise. Les gens qui l'ont aidé à traverser tout cela étaient peu nombreux. Il est normal que le protagoniste soit tombé dans des pensées et des humeurs négatives et ait été submergé par de tels sentiments négatifs. C'était un vortex dont il pouvait difficilement s'échapper.

En général, il est indispensable d'avoir une vision plus positive de la vie. La conversation qu'il a eu avec cet homme, alors qu'il venait de déménager et était à la recherche d'un emploi convenable qui pourrait le satisfaire a été le déclencheur pour changer d'attitude. C'est ce qui a permis au protagoniste, dans la période qui a suivi, de construire des pensées positives pour améliorer sa vie. La méditation a été l'une des principales étapes vers cette amélioration. Bien qu'il ait abandonné parce qu'il était encore trop agité intérieurement et se battait encore difficilement contre ses démons, le simple fait d'essayer était une petite étape sur le chemin de la guérison. La médiation est recommandée pour tous ceux qui veulent devenir plus calmes avec eux-mêmes et qui veulent obtenir plus de force et de résistance face aux adversités de la vie.

Il est très important de ne pas être submergé par des pensées négatives et constamment se rappeler ses propres forces. C'est ce que vous faites automatiquement lorsque vous avez la volonté d'échapper au tourbillon de la dépression, que vous vous engagez dans une lutte positive et résistez à tous ceux qui sont de nature négative ou simplement lorsque vous avez le courage de tout laisser derrière vous. Si la confiance grandit, les crises ne resteront qu'un lointain souvenir, et si elles reviennent, elles seront apprivoisées à nouveau avec la même attitude positive.

Commencer sa journée très tôt pour aller travailler dur et se livrer aux rythmes effrénés de la société moderne conduit à beaucoup de stress. En écoutant votre corps, vos besoins et en basant votre mode de vie sur eux, vous pouvez vous libérer de toutes ces influences sociales et voir la lumière au bout du tunnel. Il s'agit d'avoir la force d'aller de l'avant et de ne jamais abandonner, mais sans jamais oublier son passé. Afin de soutenir cette mémoire, il existe plusieurs méthodes, parmi lesquelles, notamment, tenir un journal. Le protagoniste a commencé à écrire et peu à peu, ce rituel est devenu incontournable. Il avait l'intention d'écrire ses préoccupations afin de libérer son esprit. Mais il n'a jamais écrit sur sa journée ou sa vie quotidienne. Il a essayé d'inventer des histoires aventureuses pour se motiver. C'est un exercice parfait, surtout pour quelqu'un qui est peu intéressé par l'écriture. La relecture est bénéfique, surtout lorsque l'humeur n'est pas au beau fixe. Reconnaître ses propres capacités est plus efficace que se souvenir d'anciennes crises que nous avons traversées et auxquelles nous avons survécu. Cela donne, pour ainsi dire, la capacité de faire face aux adversités futures. Les compétences continuent de croître. En conséquence, les gens qui écrivent deviennent à la fois plus résistants et plus responsables: c'est une combinaison qui parvient à renforcer leur résilience, si bien qu'il sont en mesure de courageusement faire face à toutes les adversités.

Croire en ses capacités

Rien n'est plus authentique que ce dicton : "La foi peut déplacer des montagnes". L'exemple précédent montre bien comment le protagoniste a trouvé le bonheur et la satisfaction grâce à la foi en ses capacités. Le long chemin pour améliorer sa personne, la recherche de solutions à ses problèmes et la confiance en sa propre force ont fait de lui ce qu'il est aujourd'hui. Cependant, il ne faut pas oublier que, sans l'aide de ses nouveaux amis, mais aussi de connaissances et personnes croisées ne serait-ce qu'une fois, il n'aurait jamais atteint ce bonheur. L'environnement social est indispensable, car il procure une force fondamentale si grande qu'une personne peut renaître tel un phénix, de ses cendres.

Les films sont remplis d'exemples pertinents, notamment les films de Disney. Malgré les scènes tristes, ils peuvent être d'un fort soutien, comme pour le protagoniste de l'exemple. Les films Disney mettent d'abord en évidence un problème, qui sera finalement résolu grâce à l'amitié et à la volonté. L'accent est mis sur l'amour et l'amitié, des sentiments qui ont le pouvoir de mettre fin à toute la haine et les difficultés. Dans ces films, le bien triomphe toujours et un esprit de collaboration est toujours véhiculé. Les personnages apprennent également sur eux-mêmes, sur leurs propres forces et parviennent finalement à développer leur potentiel, ce qui leur permet d'atteindre le bonheur. C'est exactement comme ça que cela doit se passer, même dans la réalité. Dans ces films, même s'ils sont fantaisistes - il y a toujours un grain de vérité. Et une chose très importante: ayez toujours confiance en vos compétences, même les plus petites.

Accepter l'aide et rechercher des solutions

La recherche, souvent désespérée, d'une solution peut être usante. Beaucoup de gens ont des problèmes et ne savent pas comment les résoudre. Certains voient le verre à moitié plein et d'autres à moitié vide. Ceux qui voient le verre à moitié vide sont plutôt pessimistes face aux problèmes et aux préoccupations. Ils devraient malgré tout chercher de l'aide à l'extérieur.

Le protagoniste de l'exemple du chapitre 5 a eu la chance de toujours rencontrer des personnes qui l'ont aidé: son meilleur ami, l'homme au centre de formation, celui qui lui a dit de garder ses énergies négatives sous contrôle, ou le voisin qui l'a aidé quand il a emménagé dans son appartement. Il a toujours eu quelqu'un à ses côtés et, de manière générale, il y aura toujours quelqu'un à vos côtés, pour vous offrir ne serait-ce qu'un sourire ou un conseil bien intentionné. N'abandonnez pas. Le plus important est la motivation, gardez la volonté de vous battre. Avant de prendre une décision précipitée, pensez aux conséquences. Pensez aux conséquences que cette décision pourrait avoir, non seulement pour vous, mais aussi pour les gens qui vous entourent. Impliquer des personnes innocentes est non seulement mauvais, mais aussi irresponsable. C'est l'exact opposé de la résilience mentale.

Il est très utile d'envisager toutes les options possibles et d'évaluer quelle est la meilleure. Ici encore, il est utile de tenir un journal. Écrire les possibles solutions aux problèmes que vous avez, c’est comme écrire sur vos compétences. Vous pouvez même écrire sur ces deux sujets, séparément. Le côté positif de l'écriture d'un journal est que, lorsque vous voulez vous souvenir du passé, vous pourrez ne relire que les aspects positifs. Noter les solutions non seulement entraîne votre esprit, mais cela peut également vous libérer de certains “poids”. Si vous voulez vous sentir mieux, essayez la solution qui vous convient le mieux. Essayez.

Prenez votre courage à deux mains et essayez la solution la plus adéquate. N'abandonnez jamais. Il y a toujours une solution, même si elle peut être difficile et nécessite de couper les ponts avec des proches et amis qui sont en fait nuisibles. Même si vous n'êtes pas le genre de personne qui aime écrire, essayez. Il n'y a rien de mieux que de soulager son esprit en retirant les pensées qui l'encombrent, même si cela peut sembler trivial. Demandez de l'aide et des conseils à vos amis. Ce faisant, vous ferez d'une pierre deux coups: vous serez aidé et en même temps vous prendrez conscience de qui sont vraiment vos amis. De cette façon, vous exclurez les faux amis et vous vous éloignerez d'eux. Nous vous conseillons également d'accepter toute forme d'aide, même si vous avez quelques doutes, comme dans notre exemple: le protagoniste demande de l'aide à un psychologue. Il avait peur que le professionnel lui prescrive des médicaments dont il n'avait pas vraiment besoin. Cependant, une aide professionnelle peut parfois faire des miracles.

Réduire le stress

Comme décrit ci-dessus, le stress est très nocif et entraîne de graves problèmes de santé qui, dans certaines circonstances, peuvent même devenir chroniques. Cependant, de nos jours, le stress est devenu chose courante et c'est un luxe de pouvoir le réduire. Le stress élevé et permanent conduit inévitablement aux conséquences ci-dessus et donc la résilience est mise à l'épreuve. En délaissant la résilience, la personne concernée tombe dans un cycle de plus en plus négatif. Pour éviter le stress, il est parfois utile et raisonnable de changer d'emploi car de nombreuses professions sont extrêmement stressantes et, après de nombreuses années, vous devenez tellement dépendant que même votre corps en pâtit. Pensez au travail d'un coursier ou d'un camionneur; on leur demande sans cesse de livrer plus de colis, plus rapidement... et ce dans le seul but d’augmenter la rentabilité.

Eviter le stress est très difficile au 21ème siècle, éliminer ses facteurs n'est pas chose facile. Vous pourriez couper cours à cette amitié pesante basée uniquement sur l'argent, ou rompre le contact avec ces anciens camarades de classe avec lesquels vous n'avez que des discussions inintéressantes. Les conflits sont toujours un facteur de stress, mais pas un facteur de stress positif. Au contraire, il serait préférable de tirer profit du stress positif au travail, et l'exploiter pour éventuellement obtenir quelque chose d'utile. Non seulement cela ne vous fera pas de mal, mais vous serez aussi beaucoup plus efficace.

Puisque le stress est presque inévitable, il est conseillé de prendre certaines mesures pour le réduire, suffisamment pour qu'il n'affecte pas votre santé. Vous pouvez essayer la méditation, ou trouver quelque chose pour vous détendre. Vous pouvez acheter une balle anti-stress ou un simple morceau de ficelle. Une chose importante est de ne pas tomber dans de mauvaises habitudes, telles que manger ses ongles, pincer ou mordre ses lèvres, ou encore gratter ses plaies par ennui. Essayez d'éviter ces vices, éventuellement en jouant avec un yo-yo ou un autre objet. Il est possible que les gens autour de vous perçoivent le bruit que vous faites avec ces objets comme quelque chose d'agaçant. Alors essayez de rester discret et de ne déranger personne.

La musique est aussi un excellent moyen de combattre le stress. Il suffit d'aller sur YouTube et de chercher des vidéos de musique relaxante. Vous en trouverez beaucoup, certaines durent parfois plusieurs heures. Chaque personne est unique et a des intérêts différents, c'est pourquoi il appartient à chacun de trouver ce qui est le plus adéquat pour réduire son propre stress. Certaines personnes jouent à des jeux vidéo, d'autres cuisinent des gâteaux. Il existe de nombreuses méthodes pour réduire le stress et, si vous le pouvez, combattez-le avant même qu'il apparaisse. Malheureusement, imposer ce genre d'activités à ses employés, comme on donne des devoirs à un élève, n'est pas d'actualité. C'est dommage car cela permettrait de faciliter la détente et la réduction du stress au travail.

Tirer des leçons des crises passées

La gestion des crises n'est pas seulement une question d'expérience, mais aussi une question d'attitude. Grâce à l'expérience, en vieillissant, nous mettons au point diverses approches qui peuvent être très efficaces. Ce n'est pas un hasard si la sagesse augmente avec l'âge. Connaître vos compétences en situation de crise est utile, même si vous ne prenez conscience de celles-ci qu'au moment où vous en avez besoin. Vous devez avant toute chose avoir conscience de votre état négatif, de manière à pouvoir le résoudre. C'est un processus long et pénible. Tout d'abord, prenez un morceau de papier, ou quelque chose pour écrire: écrivez quelques questions auxquelles vous répondrez honnêtement.

Quelle est la plus grande crise que vous avez réussi à surmonter jusqu'à présent? Vous ne trouverez pas forcément la réponse à cette question aussi rapidement que vous ne le pensiez. La plupart du temps, vous mettez de côté ces souvenirs négatifs, pour ne vous souvenir que des meilleurs moments. Dans le cas du protagoniste, se souvenir des crises et de leurs détails ne ferait que rouvrir de vieilles blessures qu'il ressasserait en permanence. Réprimer ses souvenirs est à double tranchant: d'un côté, il est bon de supprimer ces souvenirs, comme dans le cas de l'exemple, où le protagoniste a simplement coupé les ponts avec ses proches pendant un moment et oublié toutes les choses négatives. D'un autre côté, affronter les crises passées est un problème pour ceux qui les ont vécues. Cela peut entraîner un stress mental sévère, qui à son tour réduira considérablement la résilience. Trouvez la méthode qui vous convient. Si vous subissez une situation de crise trop longtemps, vous pouvez mettre votre santé mentale à haut risque, ce qui aura également des répercussions dans votre vie quotidienne. Si vous êtes à l'aise avec votre passé, repenser les crises que vous avez connues peut vous

être très utile pour les éviter à l'avenir, ou en tout cas pour les réduire.
Comment confieriez-vous le secret de votre succès à un ami? Si vous avez trouvé le secret pour résoudre vos soucis et vos problèmes, réfléchissez à la façon dont vous le diriez à votre ami le plus proche. Vous devriez le faire, car ce secret prendra de l'importance, et vous recevrez également des conseils qui pourraient le renforcer. Peut-être que vous devriez inviter votre confident tout de suite et lui parler de ce secret, ou le faire lorsque vous l'aiderez à résoudre l'un de ses problèmes. La communication a lieu à plusieurs niveaux et est composée du langage corporel, de l'expression orale et de l'expression écrite. Vous pouvez également écrire un livre ou une lettre, pour mettre de l'ordre dans vos pensées. Mais si vous souhaitez dévoiler des informations personnelles, évitez de le faire sur les réseaux sociaux: ces plates-formes ont tendance à voler des données même en vertu des

réglementations légales, et parfois à les utiliser de manière illégitime.

La pensée même de quelqu'un fasse un mauvais usage de nos données est terrifiante. Appelez votre ami ou votre confident et parlez-lui. Cela vous donnera non seulement de nouvelles idées, et vous aidera également à penser plus positivement. Dans le cas du protagoniste, c'est son meilleur ami qui a pu l'aider. Il l'a protégé de la méchanceté de sa famille du mieux qu'il le pouvait, non seulement en lui offrant un abri temporaire, mais aussi en lui fournissant des conseils et de l'aide. Néanmoins, choisissez avec soin les personnes à qui accorder votre confiance. Réfléchissez bien à la personne en qui vous avez le plus confiance. C'est important, dans la mesure où cet ami pourrait révéler les secrets que vous lui confiez. Il pourrait dévoiler des informations vraiment sensibles concernant vos sentiments.

Quel enseignement tirez-vous de ces crises? Y a-t-il quelque chose que vous ne seriez pas

capable de faire aujourd'hui si cette crise n'avait pas eu lieu?
L'homme grandit à travers les défis. Pensez-y: Qu'avez-vous appris? Qu'est-ce qui vous a rendu plus fort? Dans l'exemple déjà mentionné plusieurs fois, l'enfance entière du protagoniste était un long processus d'apprentissage. Il a dû apprendre à travailler dur dès le plus jeune âge. Les gens sont des êtres sociaux et ont besoin de l'approbation des autres, c'est pourquoi il est si difficile de s'améliorer lorsqu'il manque cette composante. Le regard des autres motive, nous pousse à nous entraîner et à faire des efforts afin d'obtenir la reconnaissance tant désirée. C'est exactement ce que le protagoniste a essayé d'obtenir au fil des ans: même s'il a souvent abandonné, face à des années de rejet et le manque constant, il a appris à faire face aux adversités de la vie, à trouver la force intérieure et à défier ses démons intérieurs.
Considérez votre passé et pensez au présent. Qu'avez-vous réalisé jusqu'à maintenant?

Êtes-vous manager, ou encore un simple employé? Avez-vous des enfants à qui vous souhaitez transmettre le meilleur de ce monde, parce que vous ne voulez pas qu'ils ressentent la douleur que vous avez ressentie? Avez-vous développé des compétences? Peut-être une compétence que tout le monde vous pensait incapable d’obtenir? Tout est possible. Surtout sous la pression, de grandes compétences se révèlent, même si ce n'est pas toujours une bonne chose, parce que les compétences et les circonstances ne devraient pas provenir de facteurs stressants, à moins qu'il ne s'agisse d'un stress positif. Il est parfois utile de se remémorer le passé, mais seulement si vous êtes capable de reconnaître les faits positifs et de les transformer en un objet de motivation. Rappelez-vous que c'est à travers les adversités de la vie que vous avez développé vos aptitudes présentes et fait un grand pas pour atteindre une vie heureuse. Imaginez ce qu'aurait été votre vie si vous n'aviez aucune expérience. Cela aurait un impact énorme sur votre bonheur. Bien que certaines expériences soient négatives, soyez toujours reconnaissant. Grâce à cette dernière question, vous pouvez vous forger une forte personnalité et comprendre ce que vous voulez vraiment. Peut-être y a-t-il quelque chose que vous n'auriez jamais réalisé si vous n'aviez jamais vécu ces expériences négatives.

Appliquez toutes les stratégies apprises, aux situations de crise que vous vivez actuellement: examinez attentivement les expériences que vous avez vécues, comment ces expériences ont influencé votre vie et comment vous pouvez en tirer le meilleur parti. Comment pouvez-vous appliquer les enseignements du passé aux problèmes du présent.

De nombreux problèmes ont des origines similaires. Pourquoi certaines personnes ne vous apprécient pas? Bien sûr, on ne peut pas être aimé de tout le monde, et beaucoup peuvent vous considérer comme la cause de leurs propres problèmes. Dans ce cas, la communication est la meilleure méthode, pour comprendre ce qui motive cette négativité. Soyez toujours honnête avec les autres, car les mensonges ne font que créer des secrets et des malentendus. L'une des principales causes de disputes entre les gens est l'argent, mais pas l'argent lui-même, plutôt le fait de le gérer et de le garder sous contrôle. Prenez une douche et réfléchissez: qu'est-ce que l'argent? L'argent est le moyen le plus simple d'obtenir quelque chose.

L'argent est vu comme une incitation, ou comme la cause d'une frustration. Pourquoi diaboliser l'argent à ce point? Nous ne sommes pas en train de vous conseiller de développer une grande sympathie pour un morceau de papier ou une pièce de monnaie. Il s'agit de comprendre que la valeur de l'argent est dans votre tête, ainsi que les sentiments et tout le reste. La distinction entre le bien et le mal n'a lieu que dans le cerveau humain. L'argent est souvent utilisé comme un bouc émissaire, comme dans le cas du protagoniste de l'exemple. Il a

également diabolisé l'argent et l'a blâmé pour toutes les mauvaises choses qui se sont passées dans sa vie.
Sans argent, aucune société ne peut exister, simplement parce qu'elle n'aurait pas de fondement. Rien ne fonctionnerait sans argent. Comment cela? Si l'argent manque, cela produit une grande inquiétude. Toutefois, ce fait n'est pas lié à l'argent comme moyen de paiement, mais à l'avidité de l'homme. La cupidité pour l'or et les matériaux existe depuis des milliers d'années. Tout le monde se battait et rivalisait avec les autres pour quelque chose. En fait, l'argent ne peut pas être distribué équitablement. Même si au début, tout le monde possédait le même montant, il y aurait bientôt à nouveau des inégalités, parce que la plupart des gens ne sont pas en mesure de gérer leur argent correctement. Fabriquer un billet de 500 euros coûte autant que fabriquer une pièce de monnaie. Ce n'est qu'après l'entrée sur le marché que la valeur d'une pièce de 1 euro est inférieure

à celle d'un billet de 500 euros. Le fait est que l'avidité pour l'argent et pour le pouvoir est responsable des inégalités sociales, et par conséquent, de nombreux problèmes. Demandez-vous si vous êtes satisfait. Aimez-vous votre travail? Le salaire est-il assez élevé? Êtes-vous satisfait des gens qui vous entourent? De votre famille? Travaillez là-dessus, et non sur les choses matérielles, qui sont souvent utilisées comme prétexte pour dissimuler les vrais problèmes: travaillez sur le désir d'amour et de communication.

Sensibiliser et développer les talents, les aptitudes et les compétences personnelles

Vous savez déjà qu'il est nécessaire de prendre conscience de ses propres capacités, mais à ce stade, vous vous demandez comment le faire. En effet, il n'est pas si facile d'être conscient de ses propres talents, capacités et aptitudes. Habituellement, ils sont cachés et vous n'êtes pas en mesure de les comprendre, ou alors ce n'est que tardivement que vous les découvrez. Dans le cas du protagoniste de l'exemple, le style de vie relativement difficile qu'il a eu toute sa jeunesse chez lui a été l'un des éléments déclencheurs qui lui ont permis de découvrir ses talents. Mais ce ne sont pas seulement les mauvaises conditions de vie et les adversités du destin qui déclenchent des découvertes aussi importantes. Le développement des talents, des compétences et des aptitudes commence tôt. Ce développement a lieu depuis l'enfance, immédiatement après la naissance. Bien sûr, les gènes jouent également un rôle. Les gènes sont responsables des intérêts et du développement de chaque personne. Il suffit de penser à la rapidité avec laquelle les enfants apprennent et essayent de nouvelles choses. La curiosité enfantine est une valeur que personne ne devrait perdre en grandissant. Parce que grâce à la curiosité, apprendre de nouvelles choses, comme les langues, est facile. Pensez-y: comment les enfants apprennent-ils les langues? Ils écoutent, dessinent ou créent des choses qui s'y rapportent.

Souvent, les enfants abordent les choses d'une manière complètement différente des adultes. Si vous parvenez à penser comme un enfant, vous deviendrez bientôt un maître, même dans les situations difficiles. Cela ne signifie pas faire des choses stupides, des blagues ou autres singeries. Il s'agit simplement de changer la façon dont nous traitons les choses: trouver une manière complètement impartiale de considérer les chose, interrogez-vous de manière neutre, sans faire de distinction entre le bien et le mal. Parce que les enfants ne sont ni bons ni mauvais, de même que n'importe quoi dans ce monde. Si vous voulez découvrir vos compétences, vos talents et vos aptitudes, prenez un stylo et un morceau de papier, et soyez absolument confiant et optimiste à ce sujet: un état d'esprit positif est toujours utile, quelle que soit la situation dans laquelle vous vous trouvez.

Maintenant, pensez à ce que vous savez vraiment faire. Écoutez-vous vos amis? Mentez-vous à votre famille? Êtes-vous un bon auditeur? Ou peut-être êtes-vous un grand danseur? Vous aimez jongler? Ou peut-être que vous préférez écrire? Peut-être êtes-vous aussi un génie de la technologie et que vous avez conçu très jeune, de petits appareils qui ont étonné vos parents? Ecrivez toutes ces caractéristiques - peu importe à quel point elles peuvent vous sembler petites et insignifiantes. Même si ce sont des choses simples comme le nettoyage ou l'apprentissage des langues, elles seront utiles pour apprendre à mieux vous connaître. Divisez maintenant cette feuille en trois colonnes. Dans l'une des colonnes, vous marquerez les relations, dans une autre, vous écrirez vos passe-temps, et dans la dernière, ce qui concerne le travail. Réfléchissez aux compétences qui rempliraient le mieux ces colonnes et notez-les.

Certaines compétences peuvent même s'inscrire dans plusieurs colonnes. À ce stade, posez-vous davantage de questions. Quelles compétences ai-je pendant les difficultés? Évaluez si votre humour est particulièrement attrayant dans vos relations, que ce soit dans le travail ou la vie privée. Demandez-vous si vous êtes une personne résiliente, ou si vous avez beaucoup de curiosité et d'ouverture pour de nouvelles expériences. Il est important de prendre tout son temps pour écrire ces choses, parce que sous la pression, vous ne pourrez pas le faire correctement. Prenez une minute de silence pour vous concentrer sur vous-même et votre conscience de soi, vous serez ainsi en mesure de travailler de manière optimale sur cette liste. Vous pouvez également essayer quelques activités: suivez un cours, essayez différents sports; de cette façon, vous saurez ce que vous aimez et ce que vous n'aimez pas. Si vous découvrez quelque chose que vous aimez faire, continuez, même si cela peut vous sembler une activité peu commune ou s'il vous semble que cela durera peu de temps. C'est aussi grâce à cela que vous en découvrirez plus sur vous-même.

Améliorer sa vie quotidienne

Comme déjà mentionné dans les chapitres précédents, les crises ne sont pas produites exclusivement par le monde extérieur. Elles peuvent aussi provenir de l'esprit de la personne concernée. Dans la vie, vous passerez par de nombreuses crises, et vous pourrez mieux y faire face si vous vous connaissez bien. Vous constaterez que les crises que vous avez vécues et que vous vivrez ne découlent que d'attentes et d'exigences de perfection trop élevées envers vous-même ou envers les autres. Les crises sont créées par des désirs, des espoirs et des attentes déçus. Actuellement, la société exige que pour un minimum d'efforts nous obtenions un maximum de résultats. L'optimisation des processus de travail est devenue une obsession. Cette volonté conduit inévitablement au stress et à la dépression. Pourquoi pensez-vous que le taux de dépression est si élevé? Depuis des décennies, au Japon, les gens meurent à cause de la surcharge de travail. Heureusement, des progrès sont faits, même si beaucoup de gens ne comprennent toujours pas la gravité de la situation.

Si vous ne canalisez pas vos compétences dans de "bonnes" activités, cela pourra conduire à l'insatisfaction. Maintenant, pensez-y: à quoi bon gaspiller votre précieuse énergie dans quelque chose qui ne vous

apporte guère de bonheur? Ne faites pas l'erreur de faire quelque chose que vous n'aimez pas, si vous n'y êtes pas obligé.
Avant de vous lancer dans votre travail tous les jours, posez-vous cette même question : dois-je utiliser toute mon énergie pour ce projet/pour cette chose? Si je ne suis pas heureux de le faire, n'est-ce pas une perte de temps? Réfléchissez à cette question avec l'aide de vos collègues, ou lors d'un moment de repos sur le canapé. De cette façon, vous pouvez comprendre s'il est possible d'être plus efficace dans votre travail, voire même de faire carrière et d'améliorer votre vie privée en conséquence. Vous serez heureux, car vous canaliserez vos énergies dans des activités appropriées à votre caractère et à vos objectifs.

Développer sa créativité

Tout le monde a sa propre méthode pour trouver de bonnes idées. La relaxation est l'un des moyens les plus faciles de réfléchir et, qui sait, de trouver sa propre créativité. Peut-être que vous êtes l'une de ces personnes qui aiment juste s'allonger sur l'herbe et regarder les nuages, ou écouter le chant des oiseaux et l'utiliser comme une source de réflexion. Tout cela est extrêmement relaxant, mais envisagez également d'autres méthodes avec lesquelles vous pourriez vous détendre. Sur YouTube, il existe de nombreuses playlists de musiques d'ambiance capables de stimuler vos chakras.

Le protagoniste de l'exemple avait essayé de méditer, mais il n'a pas réussi parce qu'il y avait encore un grand malaise intérieur qui le troublait. Si vous ne pouvez pas vous détendre, choisissez un sport qui vous permet de le faire pendant que vous entraînez votre corps. Ou alors faites du sport et ensuite, la fatigue en résultant vous aidera à vous détendre. Le sport est souvent recommandé, car il est très utile pour se débarrasser du stress quotidien. Écouter de la musique pendant que vous travaillez peut également aider: cela améliore non seulement votre performance au travail, mais cela vous rend également beaucoup plus réceptif aux énergies dont vous avez besoin, de sorte que vous pouvez développer votre créativité. Une fois que vous êtes détendu, pensez à ce que vous souhaitez faire. Aimez-vous écrire? Ou peut-être que vous préférez peindre? Certains composent des pièces musicales, un art très difficile, surtout s'il s'agit de musique classique. Saviez-vous que Mozart avait une inspiration spirituelle et qu'il utilisait ses énergies spirituelles pour créer son art? Vous comprenez donc qu'il est très important d'avoir un bon environnement pour se sentir bien et pour favoriser votre développement créatif. L'artisanat est aussi un moyen d'exprimer sa créativité, tout comme le jardinage et bien d'autres activités. Quoi que vous choisissiez, il est important que ce soit quelque chose que vous aimez vraiment.

Si vous n'aimez pas cuisiner et faire plaisir aux autres avec vos créations culinaires, ne le faites pas. Grâce à ces activités créatives, vous apprendrez exactement ce dont vous avez besoin pour résoudre vos problèmes. Essayez et vous verrez que vos idées prospèreront plus vite que vous ne l'imaginez.

Prendre soin de soi

Vous êtes heureux lorsque vous recevez un cadeau, lorsque quelqu'un a une gentille attention envers vous, non? Demandez-vous pourquoi les autres font cela. Ils peuvent vouloir maintenir leur statut social, ou simplement se sentir bien, puisque la morale veut que l'on aide son prochain et que l'on partage. Mais il est également bon de penser à soi-même et de faire quelque chose pour soi. Tout le monde mérite le meilleur, même ceux qui traversent des difficultés. Peut-être que vous êtes parent et que vous donnez tout ce que vous avez à votre famille: votre temps, votre amour et votre main-d'œuvre. Combien de fois avez-vous aidé vos enfants à s'endormir? C'est très fatigant, mais vous aimez ça.

S'il n'y avait pas d'équilibre entre donner et recevoir, vous souffririez probablement plus, car les difficultés ne manquent pas. Nous ne parlons pas seulement de l'inégalité sociale, mais aussi de l'inégalité entre le don de soi et ce que l'on reçoit. Qu'est-ce qui vous ferait du bien? Qu'est-ce qui vous manque le plus? La mère du protagoniste de l'exemple n'avait, par exemple, aucun contact social. Elle n'avait aucun moyen de se faire du bien et était pratiquement emprisonnée dans sa négativité, incapable de se libérer.

Peu importe combien son fils essayait de l'aider, la fermeture mentale de sa mère l'empêchait de s'en sortir, même si elle admettait qu'elle n'allait pas bien. Offrez-vous un morceau de gâteau de temps en temps, quand bien même cela fait grossir. C'est juste une petite douceur qui fait du bien. Voulez-vous faire un beau voyage ou prendre des vacances? Mettez de l'argent de côté, réservez et profitez de vos vacances. Faire quelque chose pour soi-même est une médecine de l'âme. Les massages sont également très relaxants. S'il y a quelque chose que vous souhaitez faire pour vous-même, même si vous manquez d'argent, essayez de trouver un moyen de le faire. Ne vous laissez pas décourager par ces voix négatives qui veulent vous convaincre que vous ne pourrez pas aller bien. Si vous vous offrez quelque chose, vous vous sentirez mieux; et de cette façon, vous aurez plus d'énergie pour sortir de votre situation et éloigner la négativité. Et qui n'a pas envie de sortir un peu de la maison? Il n'est pas nécessaire d'avoir beaucoup d'argent. Sinon, faites une promenade avec des amis et allez faire du shopping, peut-être que vous achèterez quelque chose... là encore il s'agit d'une activité qui peut vous aider. Gardez cependant à l'esprit que les choses matérielles n'ont qu'une valeur matérielle et ne peuvent remplacer le bonheur mental.

Prendre des décisions

Prenez les décisions que vous avez toujours eu du mal à prendre. Parfois, vous devez prendre en compte certaines circonstances, parfois même les sentiments et les besoins des autres personnes, dont certaines vous sont peut-être étrangères. Nous sommes influencés dans toutes nos décisions, ne serait-ce que parce que chacun voit ses propres intérêts. Essayez d'aller au centre commercial, et alors que vous essayez une robe, demandez conseil à l'un de vos amis ou à la vendeuse. Que vous conseilleront-ils à votre avis? Vous donneront-ils une opinion honnête, ou est-ce qu'ils mentiront? Cela dépendra, bien sûr, de l'intérêt que la personne a envers vous. Votre ami approuvera probablement parce qu'il sait que c'est quelque chose que vous aimez, tandis que la vendeuse le fera pour vous pousser à l'acheter.

En tout cas, vous avez à côté de vous une personne qui tente d'influencer votre choix. On a interdit au protagoniste de l'exemple, tout au long de sa vie, de prendre des décisions. Et lorsqu'il peut enfin faire ses propres choix, il subit encore une forte influence de ses proches. C'est une situation extrêmement angoissante. Pensez à ce que vous ressentiriez si quelqu'un vous disait en permanence quoi choisir - cela conduit au stress et à l'insatisfaction, car vous vous sentez limité dans votre véritable liberté de choisir. Vous n'êtes libre que lorsque vous pouvez choisir, pas lorsque vous êtes persuadé ou forcé de faire quelque chose que vous n'aimez pas. Le stress du quotidien a un autre effet secondaire, qui est lié aux décisions prises par les autres. Prenons l'exemple de la vendeuse: vous voulez acheter une robe et vous en avez besoin le soir même, parce que vous êtes invitée à une fête, et votre vieille robe est sale. Vous êtes dans un magasin et essayez de trouver la robe qui pourrait vous convenir le mieux. Vous savez que vous devrez prendre une décision rapidement, car vous avez payé le parking jusqu'à une certaine heure, et celle-ci est presque arrivée... et votre ami est également impatient de rentrer chez lui. La vendeuse essaie de profiter de la situation. Dans cette phase de stress, il est important que vous preniez votre temps. Attendez de voir si une solution convaincante se dessine dans votre tête. Au lieu de vous précipiter, laissez la vendeuse vous guider, mais sans laisser paraître votre hâte.

C'est dommage que personne ne vous aide à faire votre shopping pour la fête, vous vous mettez le pistolet sur la tempe et assumez seule tout le travail, y compris l'organisation de toute la fête – c'est une tâche stressante si elle est faite seule. C'est à travers toutes ces responsabilités que vos soucis et vos problèmes grandissent, vous enlevant la liberté et la flexibilité d'utiliser le temps dont vous avez besoin. À la fin de la soirée, les autres vous laissent tout ranger, tout nettoyer toute seule. Pour vous assurer que cela ne se reproduise plus, essayez d'écrire une liste. Écrivez toutes les décisions que vous avez encore à prendre, à la fois pour votre fête et pour tout ce qui concerne votre vie quotidienne. Peu importe ce qui vous passe par la tête, écrivez-le, même si cela peut sembler trivial. Ecrire aide beaucoup, mais ne le faites que lorsque vous avez besoin d'ordonner vos idées. Si vous passez votre vie à écrire, elle ne sera qu'apparences, et manquera d'action.

Chaque jour, essayez de prendre une petite décision. Pour rendre cela plus facile, prenez d'abord des décisions faciles, par exemple, l'achat d'une nouvelle chemise. Ensuite, continuez à votre rythme, peut-être en prenant des décisions plus difficiles, par exemple concernant votre hypothétique fête d'anniversaire. Voulez-vous faire une tarte ou un gâteau? C'est une question à laquelle vous devriez répondre aussi rapidement que possible. Continuez à augmenter la complexité des décisions et à un moment donné, vous aurez un aperçu assez efficace de l'ensemble de la situation. Si vous jetez un œil à votre liste avant l'événement, vous vous sentirez bien en remarquant que tous les points de la liste ont été respectés. C'est la meilleure façon d'organiser votre vie quotidienne.

Renforcer et maintenir les relations

Dans le paragraphe "environnement social", il a été décrit à quel point il est important de changer le lieu de vie dans le cas où celui-ci est nocif pour la santé psychologique. C'est un fait: en tant qu'animal social, les êtres humains ont besoin d'avoir des amis et de la famille. La communication est essentielle et, grâce à la technologie, elle prend des formes de plus en plus accessibles. Il suffit de considérer l'importance du téléphone portable: cet appareil exprime non seulement un statut social, c'est-à-dire "dites-moi quel téléphone portable vous avez et je vous dirai qui vous êtes", mais c'est aussi le moyen de communication numéro un. Le téléphone portable est si important pour les enfants et les adolescents que la plus grande punition est de l'enlever. Malheureusement, cela crée bien plus de querelles que d'avantages. Si vous voulez avoir un bon ami à vos côtés, tout ce que vous avez à faire est de vous engager. Comme vous le savez déjà, savoir si un ami ou un parent est sincère est vraiment difficile. Si vous voulez vraiment savoir si vous pouvez compter sur un ami, vous le découvrirez dans les périodes difficiles. Malheureusement, dans les moments heureux, personne ne se révèle à 100% comme il est. Si vous sentez que vous avez besoin de changer d'air et d'environnement social, alors vous devrez vous habituer à la nouveauté, et rechercher de nouveaux amis de confiance.

Au travail aussi, vous devriez vous organiser, que ce soit sur le plan professionnel ou personnel. Facebook a de plus en plus un rôle d'intermédiaire. Combien de messages écrivez-vous sur WhatsApp? Et après combien de temps obtenez-vous une réponse? Il est utile de maintenir la communication avec des personnes éloignées. Cependant, tout le monde n'aime pas les réseaux sociaux: certains préfèrent parler en personne, dans la plupart des cas parce qu'ils craignent le vol de données, l'intimidation ou simplement parce qu'ils ne sont pas intéressés. Cela n'a rien à voir avec le fait que ces personnes n'ont pas d'amis, bien au contraire. Ces personnes ont généralement des amis de qualité, bien plus que ceux qui passent leur vie sur les réseaux sociaux. Beaucoup de gens postent des photos de nourriture ou de choses inutiles sur leur compte, dans le seul but d'avoir l'air cool ou pour obtenir l'approbation des autres. Choisissez bien vos amis. Je suppose que vous préférez aller prendre un café avec un ami que de parler sur Facebook en permanence.

Rester fidèle à soi-même

Avoir des valeurs, les connaître, n'est malheureusement pas très répandu. Prenez juste une minute et arrêtez-vous pour penser: Qui suis-je?

La réponse ne réside pas dans votre nom, mais dans ce qui vous définit comme personne. L'influence du monde extérieur,

qui essaie constamment de nous changer, a rendu extrêmement difficile l'authenticité. Regardez les publicités et les médias: ils créent des troubles et de fortes discriminations, qui sont encore difficilement évitables aujourd'hui, et qui continuent de faire pression sur nous. Que souhaite obtenir l'annonceur? Et oui: l'argent que vous avez durement gagné. Dans ce cas, le discours sur l'argent est toujours valable: l'avidité d'accumuler de la richesse est étroitement liée à celle de vouloir prendre ce que les autres possèdent. Il s'agit des inégalités dont nous avons parlé plus tôt. Les gens ne sont motivés qu'à partir du moment où ils peuvent s'enrichir ou améliorer leur propre bien-être.
Les façons de le faire sont innombrables. Considérez également combien il est difficile pour les enfants et les adolescents de grandir dans une société de consommation aussi extrême. Ces jeunes sont littéralement poussés à coller à des stéréotypes. A cause des nombreuses publicités, vous vous sentez obligé d'être plus beau, plus mince et plus

efficace. Tout cela à travers des méthodes de communication parfois terroristes. Cette société a créé diverses personnalités qui sont souvent prises comme exemple: des mannequins ou des stars, qui non seulement montrent un style de vie somptueux, mais se doivent aussi d'être toujours minces et belles. On se recouvre le visage de couches de maquillage pour cacher son âge. Les filles commencent à se maquiller très tôt parce qu'elles voient ce geste comme une obligation, alors qu'en réalité, il est normal que la peau “s'empire" avec l'âge, c'est naturel. Ce n'est qu'un exemple, une ligne de pensée qui continue de guider le développement néfaste de la population. Heureusement, tout le monde ne pense pas de cette manière: l'intérêt pour les remèdes naturels, les produits biologiques et aussi pour l'acceptation de son individualité, sans se laisser influencer par les autres, augmente.

Par exemple certaines jeunes femmes ne se rasent pas les jambes, pour prouver qu'elles s'acceptent telles qu'elles sont. D'autres ne portent pas de soutien-gorge pour prouver que les femmes n'ont pas à se livrer aux “caprices” des hommes, restant toujours fidèles à elles-mêmes. Prenez comme exemple ces femmes courageuses: soyez vous-même. Changez seulement ce qui est vraiment nocif pour vous et pour ceux qui vous entourent. Et si vous ne voulez pas le faire pour les autres, essayez au moins de protéger et d'améliorer la personne que vous êtes, tout en suivant toujours cette règle; ne jamais faire de mal à personne. Sur ce sujet, on ne peut rien ajouter d'autre que cette phrase: restez comme vous êtes. Si vous avez de petites bizarreries, sachez qu'elles vous rendent unique. Ne laissez personne vous dire quoi porter et développez votre style personnel. N'ayez pas peur de sortir dans la rue sans maquillage. Beaucoup de femmes sont plus belles sans maquillage.

Faites cet exercice: réfléchissez à ce que les autres trouvent beau et aiment chez vous. La perception de nous-mêmes ne devient complète que lorsque les autres expriment leurs opinions. N'hésitez pas à écrire une liste, que vous diviserez en plusieurs domaines de la vie, sur laquelle vous noterez tout ce que vous aimez sur vous-même. Vous en serez plus authentique et aurez davantage de force et de charisme, ce qui à son tour vous permettra d'avoir une plus grande résilience.

Accepter les changements

Parfois, des changements doivent avoir lieu dans la vie, même si cela fait peur et crée de l'incertitude. Ce sont des sentiments typiques qui accompagnent l'abandon de ce qui est vieux, alors que quelque chose de nouveau et de complètement inconnu vous attend. Mais gardez à l'esprit que les changements font partie intégrante de la vie. Le protagoniste de l'exemple utilisé a initié un changement positif grâce à l'aide des autres. Il a réussi à révolutionner sa vie. C'est quelque chose que tout le monde peut faire si vous osez affronter l'inconnu. Lorsque le protagoniste s'est retrouvé confronté au choix de poursuivre le travail de ses rêves ou de privilégier la sécurité en restant employé, il a pris la décision en écoutant son cœur - et il n'a eu aucun regret.

Ayez du courage et acceptez le changement. Vous rencontrerez de nouveaux collègues, de nouveaux amis, et de nouvelles idées. Faites de nouvelles expériences. Prenez votre courage à deux mains et partez en voyage, même si vous ne parlez pas bien la langue du lieu de destination. Il faudra un certain temps pour s'y habituer, mais après cela, vous serez plus forts et plus heureux. Efforcez-vous de découvrir quelque chose de nouveau chaque jour, par exemple en prenant un nouveau chemin lors de votre promenade quotidienne... Il n'est pas nécessaire de dépenser de l'argent. Tout ce dont vous avez besoin, c'est de la curiosité et du temps. Parfois, vous aurez besoin d'argent, mais vous pouvez mettre de côté peu à peu. Si vous voulez apprendre une langue, étudiez. Même si vous n'êtes pas bon, vous apprendrez de vos erreurs, soyez fier de vous-même. Parce que si vous n'essayez rien, vous n'obtiendrez rien, et vous raterez surement quelque chose qui pourrait être gratifiant. Souvent, nous n'osons pas essayer de nouvelles choses parce que nous avons honte, mais si vous osez, vous constaterez que les autres ne vous le reprocheront pas.

Entraîner sa résilience au quotidien

Pour renforcer sa résilience, il ne faut pas attendre que de graves problèmes surgissent. Même de petits désagréments suffisent. Il suffit que vous n'aimiez pas particulièrement votre travail ou que vous vous disputiez avec quelqu'un. De telles situations peuvent être très stressantes et peuvent conduire à des situations de crises. Comme pour le protagoniste de l'exemple du chapitre 5, qui a réussi à grandir personnellement en traversant les épreuves, il vous suffit simplement d'apprendre à gérer vos problèmes. Même si cela semble facile à faire, ça ne l'est pas forcément. Pour chaque compétence apprise, vous devrez comprendre comment la mettre en œuvre. Entraînez-vous tous les jours et vous verrez rapidement des résultats satisfaisants.

Tirer sa force des difficultés passées

La résilience est quelque chose que nous possédons tous. Notre résistance psychologique augmente dès la naissance, même si elle est plus faible chez certains que chez d'autres. La résilience est importante non seulement au travail, que vous soyez face à un collègue ennuyeux ou à un patron de mauvaise humeur, mais aussi dans la sphère privée, où la plupart des cas de stress psychologique peuvent se produire. Que faire si votre enfant est malade? Et si votre grand-mère est en train de mourir? Selon la situation, vous devrez faire face à des crises plus ou moins graves. Si votre capacité de récupération est faible, même de petites épreuves seront difficiles à surmonter. Dans notre exemple, on voit bien que la résilience dépend fortement de facteurs sociaux. N'ayez pas peur de parler à quelqu'un en qui vous avez confiance, même si vous êtes mal à l'aise. Parlez-en, même si votre problème vous semble minime – cela pourrait nuire grandement à votre bonheur si vous le gardez pour vous. La résilience peut être entraînée, vous pouvez rapidement la renforcer. Avant de chercher à améliorer votre résilience, cependant, je vous conseille d'abord de supprimer tout ce qu'il y a de toxique dans votre vie quotidienne. C'est, à mon avis, la base pour avoir un esprit clair et faire de la place pour les pensées positives.

Pensez aux conseils que nous vous avons donné pour renforcer votre résilience. Que remarquez-vous? Chaque variante contient des points qui décrivent le concept de résilience. D'une part, il y a l'optimisme, de l'autre, l'acceptation. Mais aussi l'orientation vers la solution et la prise de responsabilité. Prenez soin aussi de planifier habilement l'avenir et de vous entourer de bonnes personnes. Ces processus de renforcement de la résilience doivent s'ancrer dans vos habitudes quotidiennes. Faites attention aux profiteurs qui voudraient tirer parti de certaines situations, créant des problèmes pour vous. Débarrassez-vous de ces situations toxiques, ne laissez pas la négativité régner dans votre vie quotidienne. L'histoire du protagoniste s'est bien terminé car il a finalement réussi à se débarrasser de ses problèmes de famille. Maintenant, le protagoniste est une personne heureuse qui planifie déjà son prochain voyage. Renforcer la psyché n'a que des avantages, pour vous et vos proches; les personnes qui causent des problèmes n'adhèrent pas à ce discours.

Espace pour les notes personnelles

Informations légales

1ère édition

Rappresentanti legali:

c/o AutorenService24

Wenneberg 14

48653 Coesfeld

www.autorenservice24.de

Exclusions de responsabilité

La mise en œuvre de toutes les informations, instructions et conseils contenus dans ce livre électronique est à vos propres risques. Pour les dommages de toute nature, l'auteur n'assume aucune responsabilité légale. L'auteur exclut toute les réclamations de responsabilité contre lui pour les dommages matériels ou immatériels causés par l'utilisation ou la non-utilisation des informations ou l'utilisation d'informations incorrectes et/ou incomplètes. Par conséquent, toute réclamation légale et d'indemnisation ne sera pas acceptée. Ce travail a été créé et écrit avec le plus grand soin, grâce aux connaissances et des convictions disponibles au moment de l'écriture. Pour l'actualité, l'exhaustivité et la qualité de l'information, l'auteur n'assume aucune responsabilité. En outre, les erreurs d'impression et la désinformation ne peuvent pas être complètement exclues. Pour des informations incorrectes écrites par l'auteur, aucune responsabilité légale sous quelque forme que ce soit ne sera acceptée.

Droits d'auteur

Printed by Amazon Italia Logistica S.r.l.
Torrazza Piemonte (TO), Italy

27311043R00069